# Régime

# Pour Les Débutants

Des Recettes Céto Rapides Et Délicieuses À Faible Teneur En Glucides Pour Chaque Repas Pour Perdre Du Poids, Brûler Les Graisses Et Transformer Votre Corps.

## Chloe Roberts - Sophie Legrand

**Avis de non-responsabilité :**

Veuillez noter que les informations contenues dans ce document sont uniquement à des fins éducatives et de divertissement. Tous les efforts ont été déployés pour présenter des informations exactes, à jour et fiables et complètes. Aucune garantie d'aucune sorte n'est déclarée ou implicite. Les lecteurs reconnaissent que l'auteur ne s'engage pas dans la prestation de conseils juridiques, financiers, médicaux ou professionnels. Le contenu de ce livre a été dérivé de diverses sources. Veuillez consulter un professionnel agréé avant d'essayer les techniques décrites dans ce livre.

En lisant ce document, le lecteur convient qu'en aucun cas l'auteur n'est responsable des pertes, directes ou indirectes, qui sont encourues à la suite de l'utilisation des informations contenues dans ce document, y compris, mais sans s'y limiter, les erreurs, omissions ou inexactitudes.

# Sommaire

# Introduction

Merci d'avoir acheté *Régime Cétogène Pour Les Débutants: Des Recettes Céto Rapides Et Délicieuses À Faible Teneur En Glucides Pour Chaque Repas Pour Perdre Du Poids, Brûler Les Graisses Et Transformer Votre Corps.*

Le régime cétogène est un régime alimentaire qui réduit considérablement les glucides, tout en augmentant les protéines et en particulier les graisses. Le but principal de ce déséquilibre dans les proportions de macronutriments dans l'alimentation est de forcer le corps à utiliser les graisses comme source d'énergie.

En présence de glucides, en fait, toutes les cellules utilisent leur énergie pour mener à bien leurs activités. Mais si ceux-ci sont réduits à un niveau suffisamment bas, ils commencent à utiliser des graisses, tout sauf les cellules nerveuses qui n'ont pas la capacité de le faire. Un processus appelé cétose est alors initié, car il conduit à la formation de molécules appelées corps cétoniques, cette fois utilisables par le cerveau.

Typiquement, la cétose est atteinte après quelques jours avec

un apport quotidien en glucides d'environ 20-50 grammes,

mais ces quantités peuvent varier sur une base individuelle.

# petit déjeuner

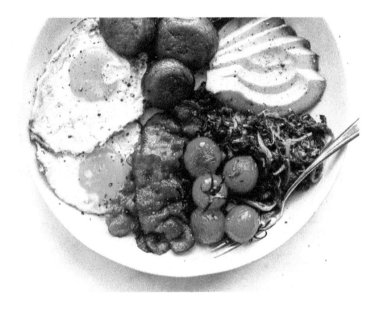

# Avocat keto au bacon

Temps de préparation: 5 minutes

Temps de cuisson: 20 minutes

Portions: 1

ingrédients:

•4 œufs durs

•1 pc avocat

•2 c. huile d'olive

•100 g de bacon

•sel et poivre

Itinéraire:

1.Préchauffer le four à 350 ° F.

2.In une casserole remplie d'eau, mettez l'œuf. Réglez à ébullition et laissez infuser pendant 8-10 minutes. Placez les œufs dans de l'eau glacée immédiatement après la préparation pour les rendre plus faciles à nettoyer.

3.Coupez les œufs en deux et déterrez les jaunes. Placez-les dans un petit bol.

4. Ajoutez l'avocat, le beurre et la purée de pommes de terre jusqu'à ce que le sel et le poivre soient mélangés au goût.

5. Placez le bacon sur une plaque à pâtisserie, puis faites cuire jusqu'à ce qu'il soit croustillant. Cela prend environ 5-7 minutes.

6. À l'aide d'une cuillère, ajoutez soigneusement le mélange aux blancs d'œufs cuits et choisissez les voiles avec du bacon! Profitez-en!

Nutrition: Glucides purs: 1 g Graisses: 13 g Protéines: 5 g Calories: 144

# Oeuf Keto Cupcakes

Temps de préparation: 10 minutes

Temps de cuisson: 25 minutes

Portions: 6

ingrédients:

- Oignons verts 2 pcs finement hachés oignons verts

- 150 g Saucisses de saucisses tranchées ou de bacon

- 12 pcs Oeuf

- 2 c. l Pesto

- Sel et poivre

- 175 g de fromage râpé

Itinéraire:

1.Préchauffer le four à 350 ° F.

2.Lubrifier la poêle à muffins avec du beurre.

3.Remplissez les oignons et les saucisses au fond des moules.

4.Battez les œufs avec du pesto, du sel et du poivre. Ajouter le

fromage et bien mélanger.

5.Remplissez la casserole de cupcake avec le mélange

résultant.

6.Cuire au four pendant 15-20 minutes en fonction de la taille

du moule.

Nutrition: Glucides: 2 g Graisses: 26 g Roteins P: 23 g Kcal: 336

# Cacao Crunch Céréales

Temps de préparation: 5 minutes

Temps de cuisson: 0 minutes

Portions: 2

ingrédients:

•1/2 tasse d'amandes slivered

•2 cuillères à soupe noix de coco, déchiquetées ou flocons

•2 cuillères à soupe de graines de

•2 cuillères à soupe de graines de cacao

•2 cuillères à soupe de graines de tournesol

•Lait non sucré de choix (j'utilise du lait de macadamia), pour servir

Itinéraire:

1.In un petit bol, mélangez les amandes, la noix de coco, les graines de, les plumes de cacao et les graines de tournesol. Diviser entre deux bols.

2.Versez dans le lait non laitier et servez.

Nutrition: Calories: 325 Total Graisse: 27 Protéines: 10g Total

Glucides: 17g Fibres: 12g Glucides nets: 5g

# PAIN KETO

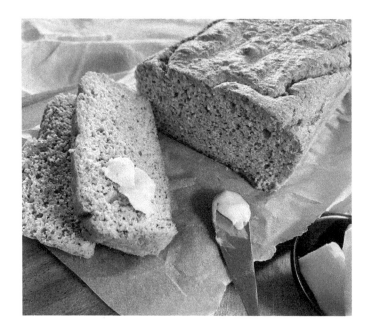

# Pain Puri

Temps de préparation: 10 minutes

Temps de cuisson: 5 minutes

Portions: 6

ingrédients:

•1 tasse de farine d'amande, tamisée

•1/2 tasse d'eau tiède

•2 c. beurre clarifié

•1 tasse d'huile d'olive pour la friture

•Sel au goût

Itinéraire:

1.Saler l'eau et ajouter la farine.

2.Construisez un trou au centre de la pâte et versez du beurre

chaud clarifié.

3.Pétrir la pâte et laisser reposer pendant 15 minutes, couvert.

4.Formez en 6 boules.

5.Aplatir les balles en 6 tours minces à l'aide d'un rouleau à

pâtisserie.

6.Chauffer suffisamment d'huile pour couvrir complètement une poêle ronde.

7.Placez un puri dedans quand il fait chaud.

8.Fry pendant 20 secondes de chaque côté.

9.Placer sur une serviette en papier.

10.Répétez avec le reste du puri et servez.

Nutrition: Calories: 106 Graisse: 3g Carb: 5g

# Pain de blé fêlé:

Temps de préparation: 2 heures

Temps de cuisson: 3 heures

Portions: 8

ingrédients:

• 325 ml d'eau tiède

• 1/2 tasse (62,5 g) céréales chaudes de blé fêlé, non cuites

• 2 cuillères à soupe (30 g) pressées de sucre clair ou dim plus foncé

• 14 g de margarine ou 15 ml d'huile végétale, par exemple, canola

• 125 g De farine Graham de blé entier moulu à grains entiers

• 218,8 g de farine panifiable

• 9 g de sel

• 9 g de levure à montée rapide

Itinéraire:

1.Repérez les ingrédients dans la poêle à pain comme indiqué par les roulements du fabricant. Sélectionnez tout le cycle du blé et commencez la machine.

2.Rendement: portion de 682,5 g

3.Réglez la machine sur le cycle de mélange. Lorsque le cycle est traité, structurer la pâte dans un pain et le spot dans un récipient luubé de 22,5 cm x 12,5 cm x 7,5 cm.

4.Activer la deuxième ascension vers le haut du récipient et de la chaleur dans un poêle à 350 ° F pendant environ 35 à 40 minutes ou jusqu'à ce que le thermomètre de lecture intégré dans la mise au point s'inscrit en tout cas à 190 °. Tournez sur un rack de fil pour refroidir.

Nutrition: Cal: 287, Glucides: 1 g Fibres: 10 g, Graisse: 11 g, Protéines: 26 g, Sucres: 1 g.

# Pain de prairie de lin :

Temps de préparation: 2 heures

Temps de cuisson: 3 heures

Portions: 8

ingrédients:

- 295 ml d'eau tiède

- 40 g de nectar doré

- 28 ml d'huile végétale, par exemple, canola

- 47 g de graines de lin moulues

- 125 g De farine Graham de blé entier moulu à grains entiers

- 250 g de farine de pain

- 9 g de sel

- 30 g de graines de tournesol grillées, décortiquées et non salées

- 1 cuillère à soupe (8 g) de graines de pavot

- 8 g de levure à montée rapide

Itinéraire:

1.Repérez les ingrédients dans le plat de pain comme indiqué par les titres du producteur. Sélectionnez tout le cycle du blé et commencez la machine.

2.Rendement: 682.5-g pain

3.Réglez la machine sur le cycle de mélange. Lorsque le cycle est traité, structurer la pâte dans un pain et le spot dans un récipient luubé de 22,5 cm x 12,5 cm x 7,5 cm.

4.Permettre la deuxième ascension vers le haut du récipient et de la chaleur dans le poêle 350F pendant environ 35 - 40 minutes ou jusqu'à ce que le moment lire thermomètre intégré dans la mise au point s'inscrit en tout cas 190. Tournez sur un rack de fil pour refroidir.

Nutrition: Cal: 213, Glucides: 2 g Fibres: 10 g, Graisse: 11 g, Protéines: 26 g, Sucres: 1 g.

# Pain de seigle carvi:

Temps de préparation: 1 heure

Temps de cuisson: 2 heures

Portions: 4

ingrédients:

• 235 ml d'eau tiède

• 40 g de nectar

• 40 g de mélasse

• 14 g d'étalement

• 9 g de sel

• 4,2 g de graines de carvi

• 0,8 g orange moulu get-up-and-go

• 125 g de farine de seigle à grains entiers moulus en pierre

organique

• 250 g de farine tout usage biologique naturellement blanche

écrue

• 14 g de gluten de blé vital

• 10 g de levure

Itinéraire:

1.Placez tous les ingrédients dans le plat de pain comme

indiqué par les instructions du producteur. Sélectionnez tout

le réglage du blé et commencez la machine.

2.Rendement: un pain de 682,5 g

3.Set machine sur le cycle de pâte. Lorsque le processus est

terminé, structurez le mélange en un pain et placez-le dans un

plat lubed de 22,5 cm x 12,5 cm x 7,5 cm.

4.Activer la deuxième ascension vers le haut de la plaque et

préparer dans le poulet de chair 350F pendant environ 35-40

minutes ou jusqu'à ce que le moment lire thermomètre intégré

dans la mise au point inscrit dans tous les cas 190F.

Nutrition: Cal: 254, Glucides: 2 g Fibres: 8 g, Graisse: 11 g,

Protéines: 25 g, Sucres: 1 g.

# Pain Java Moka:

Temps de préparation: 1 heure

Temps de cuisson: 2 heures

Portions: 4

ingrédients:

• 175 ml d'eau tiède

• 218,8 g de farine panifiable

• 8 g de lait en poudre non gras

• 6 g de sel

• 21 g d'écartement, détendu

• 31,3 g De farine de seigle à grains entiers moulues en pierre

• 22,5 g de sucre farci clair ou foncé foncé

• Un énorme œuf

• 7,2 g moment moka expresso mélange avec sucre

• 40 g de noix piratées

• 4 g de levure à montée rapide

Itinéraire:

1.Placez tous les ingrédients dans un plat de pain comme indiqué par les instructions du fabricant. Sélectionnez le cycle entier et commencez la machine. Rendement: Un I-livre (455-g) normal ou 11/2-livre (682,5-g) énorme pain

2.Set machine sur le cycle de pâte. Lorsque le processus est terminé, structurez le mélange dans un pain et placez-le dans un récipient lubed de 9 x 5 x 3 pouces (22,5 x 12,5 x 7,5 cm).

3.Activer la deuxième ascension vers le haut de la poêle et préparer dans 350F poulet de chair pendant environ 35 - 40 minutes ou jusqu'à ce que le moment lire thermomètre intégré dans la mise au point enrôle dans tous les cas 190F. Tournez-vous vers le rack de fil pour refroidir.

Nutrition: Cal: 321, Glucides: 4 g Fibres: 2 g, Graisse: 9 g, Protéines: 21 g, Sucres: 2 g.

# Pain de tournesol de blé fêlé:

Temps de préparation: 2 heures

Temps de cuisson: 3 heures

Portions: 8

ingrédients:

• 235 ml d'eau tiède

• 1 cuillère à soupe (14 g) tartinée, diminuée ou 1 cuillère à soupe (15 ml) d'huile végétale,

• 1 cuillère à soupe (20 g) de nectar

• 1 cuillère à soupe (8 g) de lait en poudre non gras

• 6 g de sel

• 281,3 g de farine panifiable

• 31,3 g Blé fêlé Céréales chaudes, non cuites

• 1/4 tasse (35 g) de graines de tournesol grillées, décortiquées et non salées

• 4 g de levure à montée rapide

Itinéraire:

1.Repérez les ingrédients dans le plat de pain comme indiqué par les titres du producteur. Sélectionnez le cycle essentiel et commencez la machine.

2.Rendement: portion de 682,5 g

3.Réglez la machine sur le cycle de mélange. Lorsque le cycle est traité, structurer la pâte dans un pain et le spot dans un récipient luubé de 22,5 cm x 12,5 cm x 7,5 cm.

4.Permettre la deuxième ascension vers le haut du récipient et de la chaleur dans le poêle 350F pendant environ 35 - 40 minutes ou jusqu'à ce que le moment lire thermomètre intégré dans la mise au point s'inscrit en tout cas 190. Tournez sur un rack de fil pour refroidir.

Nutrition: Cal: 287, Glucides: 1 g Fibres: 10 g, Graisse: 11 g, Protéines: 26 g, Sucres: 1 g.

# Pain de carottes de blé entier :

Temps de préparation: 3 heures

Temps de cuisson: 3 heures

Portions: 6

ingrédients:

•120 ml d'eau tiède

•6 g de sel

•79,2 g de carottes croustillantes moulues (environ 1 énorme)

•1 cuillère à soupe (20 g) de nectar

•2 cuillères à soupe (30 g) de yogourt nature et faible en gras

•1 cuillère à soupe (20 g) de mélasse

•1 cuillère à soupe (13,6 g) d'huile végétale

•16,6 g de farine panifiable

•82,5 g De farine Graham de blé entier moulu à grains entiers

•2g de lait sec non gras

•2 cuillères à soupe (18 g) de noix de pécan coupées

(discrétionnaire)

•4 g de levure à montée rapide

Itinéraire:

1.Placez les ingrédients dans le plat de pain selon les rubriques du fabricant. Sélectionnez tout le cycle du blé et commencez la machine.

2.Rendement: 455 g ordinaire ou 682,5 g portion énorme

3.Réglez la machine sur le cycle de mélange. Lorsque le cycle est traité, structurer la pâte dans un pain et le spot dans un récipient luubé de 22,5 cm x 12,5 cm x 7,5 cm.

4.Permettre la deuxième ascension vers le haut du récipient et de la chaleur dans le poêle 350F pendant environ 35 - 40 minutes ou jusqu'à ce que le moment lire thermomètre intégré dans la mise au point s'inscrit en tout cas 190. Tournez sur un rack de fil pour refroidir.

Nutrition: Cal: 321, Glucides: 2 g Fibres: 12 g, Graisse: 13 g, Protéines: 35 g, Sucres: 1 g.

# Pain de seigle à l'ancienne:

Temps de préparation: 3 heures

Temps de cuisson: 2 heures

Portions: 5

ingrédients:

• 355 ml d'eau tiède

• 45 g de sucre farci clair ou de couleur foncée foncée faible

• 12 g de sel

• 30 ml d'huile végétale

• 170 g de mélasse

• 85 g de nectar

• Bande orange moulue 5g

• 312,5 g de farine de seigle à grains entiers moulus en pierre

organique

• 250 g de farine tout usage biologique naturellement blanche

• 20 g de levure à montée rapide

Itinéraire:

1.Stone Ground Whole Grain Yellow Corn Meal, Plain, pour saupoudrage

2.Tachez l'eau, le sucre plus foncé, le sel, l'huile, la mélasse, le nectar, la bande d'orange, les farines et la levure dans un récipient à pain comme indiqué par les roulements du fabricant. Sélectionnez le cycle de mélange.

3.Lorsque le cycle est terminé, déplacez le mélange sur une surface farinée et formez-le en deux parties rondes. Spot sur une feuille de friandise légèrement lubed saupoudrée de souper de maïs. Étaler avec du tissu détrempé et le laisser monter pendant environ 60 minutes.

4.Préchauffer le poulet de chair à 375F.

5.Chauffer pendant 35 à 40 minutes ou jusqu'au moment lire thermomètre intégré dans la mise au point s'inscrit à tout prix 190 ° F. Déplacez-vous vers un rack de fil pour refroidir.

6.Rendement: un pain de 682,5 g

Nutrition: Cal: 216, Glucides: 1 g Fibres: 3 g, Graisse: 10 g,

Protéines: 13 g, Sucres: 1 g.

# Multi-grains et plus de pain:

Temps de préparation: 3 heures

Temps de cuisson: 2 heures

Portions: 5

ingrédients:

•175 ml d'eau tiède

•156,3 g de farine panifiable

•31,3 g De farine Graham de blé entier moulu à grains entiers

•8 g de lait en poudre non gras

•6 g de sel

•7 g céréales multi-grains avec graines de lin, non cuites

•14 g de germe de blé, non grillé

•30 g de nectar

•4 g de levure à montée rapide

Itinéraire:

1.Placez tous les ingrédients dans le plat de pain selon les
titres du fabricant. Sélectionnez le cycle entier et commencez
la machine.

---

2.Rendement: 455 g normal ou 682,5 g de pain énorme

3.Set machine sur le cycle de pâte. Lorsqu'un processus est terminé, structurez la pâte dans un pain et repérez-la dans un récipient luru de 22,5 cm x 12,5 cm x 7,5 cm.

4.Activer la deuxième ascension vers le haut de la poêle et préparer dans le poêle 350F pendant environ 35 - 40 minutes ou jusqu'à un moment lire thermomètre intégré dans la mise au point enrôle en tout cas 190F.

5.Tournez sur un rack de fil pour refroidir.

Nutrition: Cal: 267, Glucides: 3 g Fibres: 4 g, Graisse: 12 g, Protéines: 23 g, Sucres: 2 g.

# Ail à faible teneur en glucides et pain focaccia aux herbes

Temps de préparation: 10 minutes

Temps de cuisson: 25 min

Service: 7

ingrédients:

• 1 tasse de farine d'amande

• 1/4 tasse de farine de noix de coco

• 1/2 cuillère à café Xanthan Gum

• 1 cuillère à café de poudre d'ail

• 1 cuillère à café de sel feuilleté

• 1/2 cuillère à café de chauffage Soda

• 1/2 cuillère à café de chauffage Poudre

• Ingrédients humides

• 2 œufs

• 1 cuillère à café de jus de citron

• 2 cuillères à café d'huile d'olive + 2 cuillères à café d'huile

d'olive à saupoudrer

• Top avec assaisonnement italien et des tonnes de sel feuilleté!

Itinéraire:

1.Chauffer le poulet de chair à 350 et ligner une plaque de préparation ou un plat rond de 8 pouces avec le matériau.

2.Fouetter ensemble les fixations sèches en veillant à ce qu'il n'y ait pas de nœuds.

3.Battez l'œuf, pressez le citron et huilez jusqu'à ce qu'ils se joignent.

4.Fusionner l'humide et le sec ensemble, en travaillant rapidement, et ramasser le mélange dans votre plat.

5.Assurez-vous de ne pas mélanger le mélange humide et sec jusqu'à ce que vous soyez prêt à placer le pain dans le poulet de chair au motif que la réponse d'élevage commence une fois qu'il est mélangé!!!

6.Bake sécurisé pendant environ 10 minutes. Saupoudrer de chaleur d'huile d'olive pendant 10-15 minutes supplémentaires révélant tendrement de couleur foncée.

7.Top avec du sel de plus en plus feuilleté, de l'huile d'olive (discrétionnaire), une bousculade d'arômes italiens et du basilic croustillant. Laisser refroidir totalement avant de couper pour une surface idéale!!

Nutrition: Cal: 80, Glucides: 1g Fibres: 8,5 g, Graisse: 7 g, Protéines: 8g, Sucres: 10 g.

# Pain de chou-fleur à l'ail et aux herbes

Temps de préparation: 9 minutes

Temps de cuisson: 26 min

Service : 12

ingrédients:

•3 tasses de chou-fleur (« rizé » utilisant un processeur de nourriture*)

•10 énorme oeuf (isolé)

•1/4 cuillère à café Crème de tartre (discrétionnaire)

•1 1/4 tasse de farine de noix de coco

•1 1/2 cuillère à café sans poudre chauffante de gluten

•1 cuillère à café de sel de mer

•6 cuillères à café de beurre (non salé, estimé fort, à ce stade ramolli; peut utiliser du ghee pour sans produits laitiers)

•6 gousses ail (haché)

•1 cuillère à café Romarin frais (coupé)

•1 cuillère à café Persil frais (coupé)

direction:

1.Préchauffez le poulet de chair à 350 degrés F (177 degrés C). Lignez une poêle en portions de 9x5 po (23 x 13 cm) avec du papier matériau.

2.Vapeur le chou-fleur rizé. Vous pouvez le faire au micro-ondes (cuit pendant 3-4 minutes, enveloppé de plastique) OU dans un bac à vapeur sur de l'eau sur la cuisinière (ligne avec étamine si les ouvertures dans le récipient à vapeur sont trop énormes, et vapeur pendant quelques instants). Les deux façons différentes, la vapeur jusqu'à ce que le chou-fleur est délicat et délicat. Permettre au chou-fleur de refroidir suffisamment pour y faire face.

3.Pendant ce temps, utilisez un mélangeur à main pour battre les blancs d'œufs et la crème de tartre jusqu'à ce que la structure des pinacles solides.

4.Placez la farine de noix de coco, la poudre de préparation, le sel d'océan, les jaunes d'œufs, la margarine dissoute, l'ail et 1/4 des blancs d'œufs fouettés dans un processeur de nourriture.

5.Lorsque le chou-fleur a suffisamment refroidi pour faire face, enveloppez-le par l'essuie-tout et appuyez plusieurs fois pour décharger autant d'humidité que l'on pouvait raisonnablement s'y attendre. (Ceci est important - le produit final doit être sec et groupé.) Ajouter le chou-fleur au processeur de nourriture. Procédure jusqu'à ce que tout autour rejoint. (Le mélange sera épais et quelque peu cassant.)

6.Ajoutez le reste des blancs d'œufs au processeur de nourriture. Superposez-vous un peu, pour le rendre plus simple à traiter. Pulsation quelques fois jusqu'à ce qu'il soit simplement consolidé. (Le mélange sera amorti.) Pliez dans le persil piraté et le romarin. (Ne pas trop mélanger pour s'abstenir de séparer excessivement les blancs d'œufs.)

7.Transférer le joueur dans la poêle chauffante doublée. Lissez le haut et ajustez-le quelque peu. Quand vous le souhaitez, vous pouvez presser plus d'herbes dans le haut (discrétionnaire).

Nutrition: Cal: 70, Glucides: 2,5 g, Fibres: 4,5 g, Graisse: 15 g,

Protéines: 4g, Sucres: 3 g.

# Pain de tortillas sans grain

Temps de préparation: 5 minutes

Temps de cuisson: 20 min

Service: 5

ingrédients:

- 96 g de farine d'amande

- 24 g de farine de coco

- 2 cuillères à café épaississant

- 1 cuillère à café de poudre chauffante

- 1/4 cuillère à café de sel d'ajustement

- 2 cuillères à café de vinaigre de jus de pomme

- 1 œuf doucement battu

- 3 cuillères à café d'eau

Itinéraire:

1.Ajouter de la farine d'amande, de la farine de noix de coco, de l'épaississant, de la poudre et du sel pour nourrir le processeur. Battement de cœur jusqu'à ce qu'il soit complètement joint. Remarque: vous pouvez, d'autre part, fouetter tout dans un énorme bol et utiliser un mélangeur à main ou à pied pour les avances d'accompagnement.

2.Versez dans du vinaigre de jus de pomme avec le processeur de nourriture en marche. Lorsqu'il s'est dispersé également, versez l'œuf. Poursuivi par l'eau, arrêtez le processeur de nourriture une fois que la pâte se structure en balle. La pâte sera accro au contact.

3.Enveloppez le mélange dans un film bâton et faites-le feuilleter à travers le plastique pendant un moment ou deux. Considérez-le un peu comme une boule de pression. Permettre au mélange de se reposer pendant 10 minutes (et jusqu'à trois jours au réfrigérateur).

4.Chauffer une poêle (idéalement) ou un récipient à chaleur moyenne. Vous pouvez tester la chaleur en saupoudrant quelques perles d'eau si les gouttes disparaissent rapidement, votre plat est excessivement chaud. Les perles doivent « passer » à travers la poêle.

5.Cassez le mélange en huit boules de 1 " (26g chacune). Tournez entre deux feuilles de matériau ou de papier ciré avec une épingle mobile ou en utilisant une presse à tortilla (plus simple!) jusqu'à ce que chaque tour est 5-crawls en distance à travers.

6.Transférer à la poêle et cuire à chaud moyen pendant seulement 3-6 secondes (significatif). Retournez-le rapidement (en utilisant une spatule ou une lame maigre), et continuez à cuire jusqu'à ce que juste délicatement brillant de chaque côté (mais avec les empreintes torréfiées habituelles), 30 à 40 secondes. La clé n'est pas de les trop cuire, car ils ne seront plus jamais flexibles ou gonflé.

7.Gardez-les au chaud enfermés dans du tissu de cuisine jusqu'à ce qu'ils servent. Pour réchauffer, chauffer rapidement des deux côtés, jusqu'à ce qu'il soit simplement chaud (pas exactement un moment)

Nutrition: Cal: 70, Glucides: 2.2g Fibres: 4.5 g, Matières grasses: 8 g, Protéines: 8g, Sucres: 3 g.

# PÂTES CÉTO

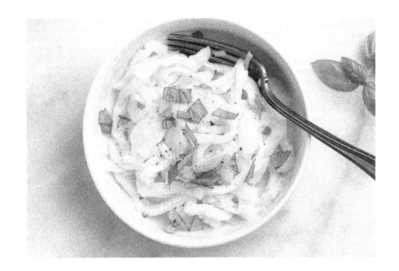

# Poulet au citron avec des pâtes aux cheveux d'ange

Temps de préparation: 10 minutes

Temps de cuisson: 25 minutes

Portions: 3

ingrédients

• Nouilles aux cheveux d'ange Shirataki (paquets de 2 à 7 onces)

• Poitrine de poulet (1 livre)

• Huile XCT/une autre huile de cuisson (1 cuillère à soupe)

• Ail bio (1 grosse gousse)

• Origan séché (.5 cuillère à café) ou feuilles d'origan fraîches hachées seulement (1 cuillère à café)

• Sel rose de l'Himalaya (.5 cuillère à café)

• Gros citron (1)

• Beurre ou ghee (2 cuillères à soupe)

• Collagelatin/une autre gélatine nourrie à l'herbe (1 cuillère à soupe)

• Pour la garniture: Feuilles d'origan fraîches seulement (1-2 cuillères à soupe)

Itinéraire:

1.Rincez les nouilles. Égouttez les nouilles et disposez-les dans une poêle sèche en utilisant le réglage de chaleur à température moyenne. « Rôtis sec » pendant 1 minute). Refroidir dans la casserole pendant 2-3 minutes.

2.In attendant, réchauffez une grande poêle en fonte à l'aide du réglage à haute température. Versez l'huile.

3.Dés le poulet en petits morceaux et jetez-le dans la poêle avec l'ail haché, le sel et l'origan séché.

4.Faire sauter jusqu'à cuisson complète (8-10 minutes). Remuez de temps en temps. Transférer le poulet dans un bol de mélange. réserver.

5.Réduisez le réglage de la température de la poêle à moyen. Ensuite, ajoutez le beurre et remuez jusqu'à ce qu'il soit fondu. Fouetter dans le Collagelatin pour finir.

6.Pliez les nouilles et le poulet dans la poêle, en lançant pour combiner.

7.Servir garni de zeste de citron et d'une garniture d'origan frais.

Nutrition: Calories: 398 Graisse: 21 g Carb: 4 g Protéines: 28 g

# Pâtes aux œufs frais

Temps de préparation: 10 minutes

Temps de cuisson: 35 minutes

Portions: 4

ingrédients

• Farine de noix de coco (3 cuillères à soupe)

• Farine d'amande (1 tasse)

• Sel casher (.25 cuillère à café)

• Gomme xanthane (2 cuillères à café)

• Vinaigre de cidre de pomme (2 cuillères à café)

• Oeuf (1)

• Eau (2-4 cuillères à café au besoin)

• Huile d'olive (2 cuillères à soupe)

• Beurre non salé nourri à l'herbe (.25 tasse ou au besoin)

• Facultatif: Gousses d'ail – slivered (4)

Itinéraire:

1.Mesurez et tamisez la farine d'amande, la farine de noix de coco, la gomme xanthane et le sel dans un robot culinaire. Pulsez jusqu'à ce qu'il soit complètement combiné.

2.Versez dans le vinaigre avec le robot culinaire en marche. Ajouter l'œuf. Ajoutez de l'eau à la cuillère à café, au besoin, jusqu'à ce que la pâte se forme en boule. La pâte doit être ferme, mais collante au toucher et sans plis (si la pâte est sèche, ajoutez un peu plus d'eau).

3.Fusionner les ingrédients secs dans un grand bol et fouetter jusqu'à ce qu'ils sont soigneusement combinés. Versez le vinaigre et fouettez bien. Versez l'œuf tout en fouettant vigoureusement jusqu'à ce que la pâte devienne trop rigide pour fouetter. Pétrir la pâte jusqu'à ce qu'elle soit bien incorporée, en ajoutant une cuillère à café d'eau à la fois au besoin.

4.Pour farfalle (arcs): Déroulez les pâtes à son point le plus mince à l'aide d'une presse à tortillas entre du papier parchemin ou une machine à pâtes. Vous pouvez également utiliser un rouleau à pâtisserie, mais cela prendra un peu plus de temps. Couper en rectangles de 2 par 1 pouce.

5.Placez les pâtes en forme au congélateur pendant au moins 15 minutes.

6.Dissoudre le beurre dans une poêle et attacher l'ail. Lorsque l'ail commence à brunir, pliez-vous dans les pâtes réfrigérées et prélassez immédiatement.

7.Cuire les pâtes jusqu'à ce qu'elles commencent juste à obtenir de la couleur pour une texture « al dente » (douce avec une bouchée). Servez tout de suite avec des garnitures de choix.

Nutrition: Calories: 143 Graisse: 23 g Carb: 3 g Protéines: 15 g

# Soupe au poulet et aux pâtes

Temps de préparation: 5 minutes

Temps de cuisson: 30 minutes

Taille de la portion: 6

ingrédients:

•1 brin de thym frais

•5 tasses de bouillon de poulet

•1 tasse (en forme d'orzo) pâtes

•3 tasses de poulet cuit

•1 feuille de laurier

•1 cuillère à soupe d'huile d'olive

•1 céleri ribé (haché)

•1/2 cuillère à café de sel casher

•1 carotte (déchiquetée)

•1/2 oignon moyen (en dés)

•1 gousse d'ail (haché)

Itinéraire:

1.Apportez une grande casserole d'eau glacée à température moyenne à ébullition et saupoudrez-la généreusement de sel.

2.Ajouter les pâtes et laisser mijoter jusqu'à al dente, en remuant régulièrement, pendant une dizaine de minutes et égoutter.

3.In attendant, à feu moyen, faire fondre le beurre dans une grande casserole.

4.Insérer les oignons, l'ail, les carottes, le céleri et le sel; laisser mijoter pendant une dizaine de minutes, jusqu'à molle.

5.Transférer les légumes à la volaille, feuille de laurier, ciboulette, et le bouillon, porter à mijoter pendant dix minutes.

6.Juste avant de manger, ajoutez les pâtes à la soupe. Servir dans des tasses chaudes.

7.La soupe peut être cuite et congelée à l'avance, n'excluez que les pâtes et remplacez-la pendant le service.

Nutrition: Calories: 231 Matières grasses,: 11 g Carb1 3 g Protéines: 13 g

# Crevettes à l'ail citron avec des pâtes de courgettes

Temps de préparation: 10 minutes

Temps de cuisson: 25 minutes

Portions: 3

ingrédients

•Courgettes moyennes (4)

•Crevettes crues (1,5 livre ou environ 30)

•Huile d'olive (2 cuillères à soupe)

•Gousses d'ail (4)

•Beurre ou ghee (2 cuillères à soupe)

•Citron (1 pour le jus et le zeste)

• Bouillon de poulet / Vin blanc (.25 tasse)

•Persil haché (.25 tasse)

•Flocons de poivron rouge (une pincée)

•Poivre noir et sel (comme vous le souhaitez)

Itinéraire:

1.Rincez et jetez les extrémités de chaque courgette et tranchez les « pâtes » à l'aide d'un spiralizer. Dés fine les gousses d'ail. Pelez et déveinez les crevettes.

2.Réchauffez l'huile d'olive dans une poêle en utilisant le réglage de la température élevée. Lancer les crevettes en couche plate à l'aide d'un saupoudrage de poivre et de sel. Faites sauter pendant une minute, mais ne remuez pas.

3.Hacher et ajouter l'ail et les crevettes. Faites sauter pour une autre à deux minutes du deuxième côté. Transférer les crevettes dans un plateau.

4.Mélanger dans le beurre, le jus de citron, le zeste, le vin blanc et les flocons de poivron rouge dans la poêle. Laisser mijoter pendant deux à trois minutes.

5.Saupoudrer le persil et plier dans les pâtes de courgettes. Larz pendant environ 30 secondes pour le réchauffer. Pliez les crevettes et faites sauter pendant environ une minute de plus avant de servir.

Nutrition: Calories: 345 Graisse: 25 g Carb: 5 g Protéines: 15 g

# Bol de pâtes vietnamienne

Temps de préparation: 20 minutes

Temps de cuisson: 25 minutes

Portions: 1

ingrédients:

• Une pincée de sel

• Un quart de livre de crevettes Butterfield

• 25 grammes d'arachides hachées

• Une demi-tasse de concombre

• Quatre(4) tasses de laitues romaines (hachées)

• 25 grandes côtes de porc (finement coupées)

• Deux (2) paquets de nouilles Shirataki (rincées et égouttées)

• Neuf (9) brins de coriandre

• 20 grammes de haricots mungo germés

• Une livre de style country désossé

• Un quart de tasse de sauce de poisson (Red coat)

• Deux (2) cuillères à soupe de vinaigre de riz blanc

• Un quart de tasse d'eau

• Deux (2) cuillères à soupe d'érythritol

• Une cuillère à soupe de sauce chili à l'ail

Itinéraire:

1. Faites bouillir les nouilles pendant 3-5 minutes, puis égouttez.

2. Mettez les nouilles au réfrigérateur jusqu'à ce que la salade soit prête à être servie.

3. Saupoudrer un peu de sel sur les crevettes et les côtes de porc et griller jusqu'à ce qu'il soit bien cuit, puis mettre de côté.

4. Partagez les ingrédients de vente déjà préparés dans quatre bols différents.

5. Remarque: Les bols doivent être assez grands pour remuer et lancer la salade sans se renverser.

6. Mettez les nouilles cuites, romaine, crevettes et porc cuits, coriandre, arachides, concombre et haricots mungo.

7.Mettez la sauce de poisson, le vinaigre de riz blanc, la sauce

chili à l'ail, l'érythritol et l'eau dans un bol et mélangez

jusqu'à ce qu'ils se combinent bien.

8.Arrosez une quantité généreuse sur votre salade, puis lassez

à combiner. Servir comme vous le souhaitez.

Nutrition: Calories: 300 Graisse totale: 17g Glucides: 4g

Protéines: 31g

# Marinara Zoodles

Temps de préparation: 10 minutes

Temps de cuisson: 25 minutes

Portions: 3

ingrédients

• Huile d'olive (2 cuillères à soupe)

• Gousses d'ail (6)

• Oignons blancs (.5 tasse)

• Tomates (14 onces)

• Pâte de tomate (2 cuillères à soupe)

• Feuilles de basilic (.5 tasses – emballées en vrac)

• Poivre noir fraîchement craqué (.25 cuillère à café)

• Cayenne (1 pincée)

• Courgettes spiralisées (2 grandes)

• Gros sel (1,5 cuillère à café)

Itinéraire:

1. Chauffer la poêle et y verser des huiles.

2.Hachez les gousses d'ail, les oignons et les tomates. Hachez grossièrement les feuilles de basilic. Utilisez un éplucheur de légumes ou un spiralizer pour préparer la courgette.

3.Lartir et faire sauter l'oignon pendant environ cinq minutes avant d'ajouter l'ail. Faire sauter les oignons pendant 60 secondes.

4.Mélanger dans le sel, le basilic, les flocons de poivron rouge broyés, le poivre, la pâte de tomate et les tomates. Combinez soigneusement.

5.Laisser mijoter la sauce et abaisser le feu à moyen-bas. Laisser mijoter jusqu'à ce que l'huile prenne une couleur orange foncé, ce qui indique que la sauce est épaissie et réduite.

6.Ajouter les nouilles et les laisser ramollir environ deux minutes avant de servir.

Nutrition: Calories: 345 Graisse: 25 g Carb: 5 g Protéines: 15 g

# Scampi crevettes céto

Temps de préparation: 20 minutes

Durée de cuisson: 10 minutes

Portions: 1

ingrédients:

- Un quart de tasse de bouillon de poulet

- Un quart de cuillère à café de flocons de piment rouge

- Une pincée de sel

- Une livre de crevettes

- Une gousse d'ail (hachée)

- Deux (2) cuillères à soupe de persil (haché)

- Deux (2) cuillères à soupe de jus de citron

- Deux (2) cuillères à soupe de beurre non salé

- Deux (2) courges d'été

Itinéraire:

1.Tranchez la courge.

2.Saupoudrer de sel et étaler les nouilles sur un morceau absorbant de parchemin ou d'essuie-tout, mis de côté pendant 15 minutes.

3.Utilisez l'essuie-tout pour essorer l'excès d'humidité dans les nouilles.

4.In une poêle antiadhésive, faites fondre le beurre et faites sauter l'ail jusqu'à ce qu'il commence à brunir.

5.Ajouter du jus de citron, du bouillon de poulet et des flocons de piment, remuer et mettre à feu moyen-bas pendant 3 minutes.

6.Fusionner les crevettes, laisser bouillir pendant encore 3 minutes ou jusqu'à ce que les crevettes commencent à tourner une nuance légère de rose, puis réduire le feu à bas et le laisser mijoter.

7.Goûtez la sauce et ajoutez du poivre et du sel à votre goût.

8.Mettez dans les nouilles de courge d'été et le persil, en remuant doucement de manière à enrober les nouilles dans la sauce.

Nutrition: Calories: 334 Graisse totale: 13.1g Glucides: 2.49g

Protéines: 48.4g

# Keto Shirataki Nouilles

Temps de préparation: 2 minutes

Durée de cuisson: 3 minutes

Portions: 1

ingrédients:

• Une cuillère à soupe de beurre non salé

• Un quart de tasse de parmesan râpé

• Un quart de cuillère à café de poudre d'ail

• Un quart de cuillère à café de sel casher

• Un quart de cuillère à café de poivre noir

• Un paquet de nouilles miracles

Itinéraire:

1.Égoutter et rincer les nouilles car elles ont tendance à avoir une odeur de poisson.

2.Mettez une grande casserole sur les nouilles moyennement-basses et faites rôtir à sec les nouilles.

3.Ajouter du beurre, du sel, de la poudre d'ail et du poivre. Sauté.

4.Éteignez le feu et mettez les nouilles dans une assiette.

5.Saupoudrer du parmesan et servir.

Nutrition: Calories: 0 Graisse totale: 0g Glucides: 0g Protéines:

0g

# Zoodles avec sardines, câpres et tomates

Temps de préparation: 10 minutes

Temps de cuisson: 8 minutes

Portions2 3

ingrédients

•Sardines vives emballées dans de l'huile d'olive (boîte de 4 onces)

•Huile d'olive (1 cuillère à soupe)

• Ail haché (1 cuillère à café)

•Tomates mûres hachées (.5 tasse)

•Câpres égouttées (1 cuillère à soupe)

•Nouilles de courgettes (4 tasses)

•Sel et poivre noir (comme vous le souhaitez)

•Persil frais haché (1 cuillère à soupe)

•Facultatif: Parmesan

Itinéraire:

1.Ouvrez la boîte de sardines. Versez l'huile dans une grande casserole sautée en utilisant le réglage à haute température. Mélanger l'huile d'olive et l'huile de sardine.

2.Hacher et jesser dans l'ail. Faites sauter pendant une minute ou jusqu'à ce qu'ils parfument et grésillent.

3.Égoutter et ajouter les câpres et les tomates. Laisser mijoter pendant une minute.

4.Mélanger dans les sardines et laisser mijoter pendant une minute.

5.Mélanger dans les nouilles de courgettes et remuer doucement afin de ne pas trop casser les sardines. Laisser mijoter pendant deux minutes - ou plus si vous les aimez doux.

6.Garnir de persil, de sel et de poivre. Servir chaud avec un saupoudrage de parmesan.

Nutrition: Calories: 324 Matières grasses,: 16 g Carb1 2 g Protéines: 13 g

# Nouilles de bœuf coréenne épicées

Temps de préparation. 10 minutes

Temps de cuisson: 15 minutes

Sert: 4

ingrédients:

•1/2 cuillère à soupe extra vierge huile d'olive

•1/2 oignon rouge, tranché mince

•1 gousse d'ail, hachée

• Steak de flanchet de 1 livre, tranché mince

•1 chou petit à moyen, spiralé (chou napa serait bon pour

cela)

•1 à 2 cuillères à café d'huile d'ail chili ou sauce à l'ail chili

•11/2 cuillères à soupe d'huile de sésame

•1 cuillère à soupe d'acides aminés de noix de coco

•1/2 gros concombre, en dés, pour garniture

•2 ou 3 oignons verts, hachés, pour garniture

•2 à 3 cuillères à soupe de coriandre fraîche hachée, pour

garniture

Itinéraire:

1.In une grande poêle à feu moyen, chauffer l'huile d'olive et faire sauter l'oignon rouge pendant environ 5 minutes. Ajouter l'ail et le steak et cuire les morceaux de steak pendant environ 3 minutes par côté.

2.Ajouter le chou à la poêle et faire sauter pendant 3 à 4 minutes, ou jusqu'à ce que les nouilles au chou commencent à se flétrir. Abaissez le feu à moyen-bas et ajoutez l'huile d'ail chili, l'huile de sésame et les acides aminés de noix de coco. Remuer jusqu'à ce qu'il soit combiné et retirer du feu.

3.Cuillère dans des bols, garnir avec le concombre, les oignons verts et la coriandre, et servir.

Nutrition: Calories 112 Graisse 9g, Protéines 2g, Glucides 5g, Fibres 2g

# Céto Beurre Chou Nouilles

Temps de préparation: 5 minutes

Durée de cuisson: 10 minutes

Portions: 2

ingrédients:

• Un quart de tasse de beurre non salé

• Une cuillère à café d'origan séché

• Une gousse d'ail (en dés)

• Une demi-tasse de parmesan (râpé)

• Une cuillère à café de sel

• Une cuillère à café de basilic séché

• Une tête de chou vert

• Un quart de tasse de flocons de poivron rouge

• Un demi-bulbe d'oignon

Itinéraire:

1.Lavez le chou et coupez-le en fines et longues lamures, puis mettez de côté.

2.Dés l'oignon et l'ail puis mis de côté

3.Faire fondre le beurre à feu moyen dans une poêle antiadhésive

4.Sautez l'oignon haché et l'ail jusqu'à ce qu'ils commencent à dorer.

5.Ajouter les flocons de piment, le sel et les herbes et remuer jusqu'à ce qu'ils sont bien combinés.

6.Ajouter le chou et remuer jusqu'à ce qu'il soit complètement enrobé dans le mélange.

7.Cuire pendant 2-3 minutes ou jusqu'à ce qu'il perde de l'humidité et commence à se flétrir.

8.Remarque: Si vous le faites cuire trop longtemps, il perdra trop d'humidité et deviendra trop mou. Nous voulons qu'il ait une sensation de spaghetti, alors baissez-le quand il peut parfaitement se plier autour d'une fourchette.

9.Mettez le chou dans une assiette et saupoudrez du parmesan sur le dessus puis servez.

10.Vous pouvez pimenter vos nouilles au chou avec du poulet en dés, du bacon ou du bœuf haché.

Nutrition: Calories: 187 Total Graisse: 5g Glucides: 1g

Protéines: 3g

# KETO CHAFFLE

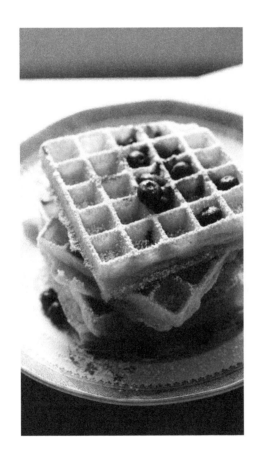

# Quinoa Parmigiano-Reggiano Chaffles

Temps de préparation: 5 minutes

Temps de cuisson: 5 minutes

Portions: 2

ingrédients:

• Fromage parmigiano-reggiano (râpé) – 1 tasse

• Œufs – 2

• Farine de quinoa – 2 cuillères à soupe

Itinéraire:

1.Fer à gaufre préchauffage et graisse

2.Mélanger le fromage Parmigiano-Reggiano et les œufs dans un bol

3.Ajouter la farine de quinoa dans le mélange pour améliorer la texture

4.Verser le mélange sur une assiette à gaufres et cuire jusqu'à ce que croquant

5.Garnir des paillettes prêtes et légèrement refroidies avec garniture préférée

6.Prend 5 min pour préparer et sert 2

Nutrition: Calories 115 Graisse 7.3g Protéines 1.4g Glucides:

4g

# Bacon et paillettes à la crème sure

Temps de préparation: 5 minutes

Temps de cuisson: 20 minutes

Portions: 2

ingrédients:

• Cheddar – 1 tasse

• Crème sure – 3 cuillères à soupe

• Fromage américain – 2 tranches

• Morceaux de bacon – 4

• Crème sure – 2 cuillères à soupe

Itinéraire:

1.Fabricant de gaufres préchauffage et graisse

2.Mélangez la crème sure et le fromage cheddar ensemble

3.Verser le mélange sur une assiette à gaufres et cuire jusqu'à

ce que croquant

4.Cuire les morceaux de bacon jusqu'à ce qu'ils croustillents

puis secs puis secs

5.Faites frire la crème sure et ajoutez-la entre deux paillettes aux côtés de tranches de bacon et de fromage

Nutrition: Calories 115 Graisse 7.3g Protéines 1.4g Glucides: 4g

# Courgettes Bel Paese Chaffles

Temps de préparation: 12 minutes

Temps de cuisson: 30 minutes

Portions: 4

ingrédients:

• Courgettes râpées – 1

• Œufs – 1

• Bel Paese déchiqueté – 1/2 tasse

• Parmesan – 1 cuillère à soupe

• Poivre (comme vous le souhaitez)

• Origan – 1 cuillère à café

Itinéraire:

1.Fer à gaufre préchauffé

2.Ajouter tous les ingrédients dans un bol puis bien mélanger

3.Graisser le fer à gaufre et verser le mélange dans une plaque à gaufres

4.Cuire jusqu'à ce que croustillant

Nutrition: Calories 76 Graisse totale 7,2 g Glucides totaux 2g

Sucre 1 g Fibre 0,7 g Protéines 2,2 g

# Croustillants grana chaffles américains

Temps de préparation: 12 minutes

Temps de cuisson: 30 minutes

Portions: 4

ingrédients:

• Fromage cheddar (râpé) – 1/3 tasse

• Œufs – 1

• Levure chimique – 1/4 cuillère à café

• Graines de (moulues) – 1 cuillère à café

• Fromage grana américain (râpé) – 1/3 tasse

Itinéraire:

1.Mélanger tous les ingrédients sauf le fromage Américain

Grana dans un bol

2.Déchiqueter le demi-fromage Grana américain sur du fer

gaufré à la plaque à graisser

3.Verser le mélange et le dessus avec le fromage Grana

américain râpé restant

4.Cuire jusqu'à ce que croustillant

Nutrition: Calories: 125 Graisse: 7g Carb: 1 g Protéines: 5g

# Shiitake Chaffles

Temps de préparation: 4 minutes

Temps de cuisson: 10 minutes

Portions: 4

ingrédients:

• Caciocavallo – 1/2 tasse

• Œufs – 2

• Levure chimique – 1/2 cuillère à café

• Asperges (finement coupées) – 1/4 tasse

• Pour les garnitures

• Champignons Shiitake – 4 cuillères à soupe

• Mayonnaise Kewpie – 2 cuillères à soupe

• Poudre d'algues – 2 cuillères à soupe

• Beni shoga – 2 cuillères à soupe

• Tige d'oignon vert – 1

• Pour sauce

• Sauce soja – 4 cuillères à café

• Ketchup – 4 cuillères à soupe

• Sauce Worcestershire / Worcester - 4 cuillères à café

• Édulcorant Stevia – 2 cuillères à soupe

Itinéraire:

1.Mélanger les ingrédients de la sauce dans un bol séparé

2.Gaufrier et graisse avant la chaleur

3.Battez les œufs dans un bol séparé

4.Ajouter les asperges finement coupées, la levure chimique et le fromage Caciocavallo puis mélanger

5.Verser le mélange sur une assiette à gaufres et cuire jusqu'à ce que croustillant

6.Top des paillettes avec de la poudre d'algues, des flocons de bonite, des oignons hachés et du Beni Shoga

7.Tartiner la sauce kewpie et la sauce okonomiyaki

Nutrition: Calories 195 Graisse totale 14,3 g Glucides totaux 4,5 g Sucre 0,5 g Fibre 0,3 g Protéines 3,2 g

# Fromage Caillés Chaffles

Temps de préparation: 4 minutes

Temps de cuisson: 10 minutes

Portions: 4

ingrédients:

• Ketchup – 2 cuillères à soupe

• Caillé de fromage – 3 oz

Itinéraire:

1.Cut Cheese Caillé fromage en tranches d'un demi-pouce

2.Placez le fromage dans une gaufière puis allumez

3.Cuire pendant environ 6 min jusqu'à ce que le brun doré

4.Tartiner la sauce sur le chaffle

5.Prend 5 min pour préparer et 6 min pour cuire et sert 2 – servir chaud.

Nutrition: Calories 252 Graisse totale 17,3 g Glucides totaux 3,2 g Sucre 0,3 g Fibre 1,4 g Protéines 5,2 g

# MAIN, SIDE &VEGETABLE

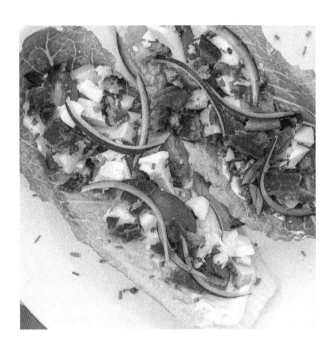

# Saumon à l'ail au fromage

Temps de préparation: 15 minutes

Temps de cuisson: 12 minutes

Portions:4

ingrédients:

• 1/2 tasse de fromage Asiago

• 2 cuillères à soupe de jus de citron fraîchement pressé

• 2 cuillères à soupe de beurre, à température ambiante

• 2 cuillères à café d'ail haché

• cuillère à café de basilic frais haché

• cuillère à café d'origan frais haché

• Filets de saumon de 4 (5 onces)

• cuillère à soupe d'huile d'olive

Itinéraire:

1.Préchauffer le four à 350 ° F.  Tapuchez une plaque à

pâtisserie avec du papier parchemin et mettez de côté.

2.In un petit bol, mélangez le fromage Asiago, le jus de citron, le beurre, l'ail, le basilic et l'origan.

3.Tapotez le saumon sec avec des serviettes en papier et placez les filets sur la plaque à pâtisserie côté peau vers le bas. Divisez la garniture uniformément entre les filets et répartissez-la sur le poisson à l'aide d'un couteau ou du dos d'une cuillère.

4.Arrosez le poisson avec l'huile d'olive et faites cuire au four jusqu'à ce que la garniture soit dorée et que le poisson soit juste cuit, environ 12 minutes.

5.Servir.

Nutrition: Calories: 357 Graisse: 28g Protéines: 24g Glucides: 2g Fibres: 0g

# Muffins brocolis et mozzarella

Temps de préparation: 5 minutes

Temps de cuisson: 12 minutes

Portions: 2

ingrédients:

• 1/3 tasse de brocoli haché

• 2 œufs

• c. à soupe de crème de coco

• c. à soupe de mozzarella râpée, pleine de matières grasses

• Assaisonnement:

• 1/4 c. à thé de sel

• 1/4 c. à thé de poivre noir moulu

Itinéraire:

1. Allumez le four, puis réglez-le à 350 degrés F et laissez-le préchauffer.

2. Prenez un bol moyen, craquez des œufs dedans et fouettez dans du sel, du poivre noir et de la crème jusqu'à ce qu'ils se combinent bien.

3.Ajouter le brocoli et le fromage, remuer jusqu'à ce qu'il soit mélangé, diviser la pâte uniformément entre deux tasses de muffins en silicone et cuire au four pendant 10 à 12 minutes jusqu'à ce qu'elle soit ferme et que le dessus soit brun doré.

4.Une fois terminé, laissez le muffin refroidir pendant 5 minutes, puis sortez-les et servez.

Nutrition: 135 Calories; 9,5 g graisses; 9,1 g de protéines; 1,4 g de glucides nets; 0,6 g fibre;

# Unique Asiago

Temps de préparation: 10 minutes

Temps de cuisson: 8 minutes

Portions: 4

ingrédients:

•4 filets de sole (4 onces)

•3/4 tasse d'amandes moulues

•1/4 tasse de fromage Asiago

•2 œufs, battus

•21/2 cuillères à soupe d'huile de coco fondue

Itinéraire:

1.Préchauffer le four à 350 ° F.  Tapuchez une plaque à
pâtisserie avec du papier parchemin et mettez de côté.

2.Pat le poisson sec avec des serviettes en papier.

3.Mélangez ensemble les amandes moulues et le fromage dans
un petit bol.

4.Placez le bol avec les œufs battus à côté du mélange
d'amandes.

5.Draguer un filet de sole dans l'œuf battu, puis presser le poisson dans le mélange d'amandes afin qu'il soit complètement enrobé. Placer sur la plaque à pâtisserie et répéter jusqu'à ce que tous les filets soient panés.

6.Brosser les deux côtés de chaque morceau de poisson avec l'huile de noix de coco.

7.Cuire la semelle jusqu'à ce qu'elle soit cuite, environ 8 minutes au total.

8.Servir immédiatement.

Nutrition: Calories: 406 Graisse: 31g Protéines: 29g glucides: 6g Fibres: 3g

# Brocoli beurré

Temps de préparation: 10 minutes

Temps de cuisson: 15 minutes

Portions: 4

ingrédients:

•2 brocoli à tête moyenne, coupés en fleurons

•2 gousses d'ail, hachées

•1/4 C. beurre fondu

•2 c. jus de citron frais

•c.f. Assaisonnement italien

•Sel et poivre noir fraîchement moulu, au goût

Itinéraire:

1.Préchauffer le four à 450 degrés F.

2.In un bol, ajoutez tous les ingrédients et lassez pour bien enrober.

3.Placez le mélange de brocoli dans un grand plat de cuisson et étalez-le en une seule couche.

4.Cuire au four pendant environ 12-15 minutes.

5.Servir chaud.

Nutrition: Calories 109; Glucides: 7,4 g; Protéines: 3,1 g;

Graisse: 12.3g; Sucre: 2g; Sodium: 155mg; Fibre: 2.6g

# Petit-déjeuner de courgettes Hash

Temps de préparation: 5 minutes

Temps de cuisson: 15 minutes

Portions: 2

ingrédients:

• 4 tranches de bacon hachées

• courgettes en dés

• œufs

• c. à soupe d'huile d'avocat

• Assaisonnement:

• 3/4 c. à thé de sel, divisé

• 1/4 c. à thé de poivre noir moulu

Itinéraire:

1.Prenez une poêle, placez-la à feu moyen, ajoutez du bacon et faites cuire pendant 5 minutes jusqu'à ce qu'elle soit légèrement brune.

2.Ajoutez ensuite les courgettes, assaisonnez avec 1/2 c. à thé

de sel, remuez, faites cuire pendant 10 minutes, puis

transférez-les dans l'assiette.

3.Faites frire les œufs au niveau souhaité dans de l'huile

d'avocat, assaisonnez les œufs avec du sel et du poivre noir au

goût et servent avec du hachis de courgettes.

Nutrition: 144,5 calories; 12,5 g Graisses; 6 g de protéines; 0,9 g

de glucides nets; 0,5 g fibre;

# Grand plat d'accompagnement

Temps de préparation: 10 minutes

Temps de cuisson: 15 minutes

Portions: 3

ingrédients:

• 2 C. fleurons de brocoli

• petit oignon jaune, coupé en quartiers

• 1/2 c. c. poudre d'ail

• 1/8 c. paprika

• Poivre noir fraîchement moulu, au goût

• c. beurre fondu, fondu

Itinéraire:

1. Préchauffer le gril à feu moyen.

2. In un grand bol, ajoutez tous les ingrédients et lassez pour bien enrober.

3. Transférer le mélange de brocoli sur une double épaisseur d'un papier feuille.

4. Pliez la feuille autour du mélange de brocoli pour le sceller.

5.Grill pendant environ 10-15 minutes.

6.Servir chaud.

Nutrition: Calories 99; Glucides: 6,5 g; Protéines: 2,1

Graisse: 7,9 g; Sucre: 2,1 g; Sodium: 76mg; Fibre: 2.1

# acon, bateaux d'œufs d'avocat

mps de préparation: 5 minutes

mps de cuisson: 15 minutes

rtions: 2

grédients:

vocat, dénoyauté

ranches de bacon de dinde

eufs

ssaisonnement:

/4 c. à thé de sel

/8 c. à thé de poivre noir moulu

héraire:

Allumez le four, puis réglez-le à 425 degrés F et laissez-le

échauffer.

2.Pendant ce temps, préparez l'avocat et pour cela, coupez l'avocat en deux, retirez la fosse, puis ramassez une partie de la chair pour agrandir le creux.

3.Prenez une poêle, placez-la à feu moyen et, lorsqu'elle est chaude, ajoutez des tranches de bacon et faites cuire pendant 3 minutes par côté jusqu'à ce qu'elles croustillantes.

4.Transférer chaque tranche dans le creux de chaque moitié d'avocat, casser l'œuf dans chaque creux et cuire les bateaux à œufs pendant 12 à 15 minutes jusqu'à ce que l'œuf ait cuit au niveau souhaité.

5.Lorsque cela est fait, assaisonnez les bateaux à œufs avec du sel et du poivre noir et servez.

Nutrition: 229 Calories; 18 g de graisses; 11 g de protéines; 1,1 g de glucides nets; 4,6 g fibres;

# SOUPE ET RAGOÛTS

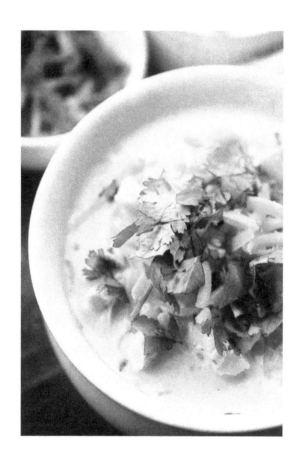

# Soupe de bœuf italienne

Temps de préparation: 10 minutes

Temps de cuisson: 4 heures

Portions:6

ingrédients:

• livre de bœuf haché maigre

• bouillon de bœuf en tasse

• tasse de crème lourde

• 1/2 tasse de fromage mozzarella râpé

• 1/2 tasse de tomates coupées en dés

• 1 oignon jaune, haché

• gousses d'ail hachées

• 1 cuillère à soupe d'assaisonnement italien

• Sel &poivre, au goût

Itinéraire:

1.Ajoutez tous les ingrédients à une mijoteuse moins la crème

lourde et le fromage mozzarella. Cuire à haute hauteur

pendant 4 heures.

2.Réchauffez la crème lourde, puis ajoutez la crème réchauffée et le fromage à la soupe. Remuez bien et servez.

Nutrition: Calories: 241 Glucides: 4g Fibres: 1g Glucides nets: 3g Graisse: 14g Protéines: 25g

# Soupe à la citrouille, à la noix de coco et à la sauge

Temps de préparation: 15 minutes

Temps de cuisson: 30 minutes

Portions:6

ingrédients:

• 6 tasses de bouillon de légumes

• tasse de citrouille en conserve

• tasse de lait de coco gras complet

• cuillère à café de sauge fraîchement hachée

• gousses d'ail hachées

• Pincement de sel &poivre, au goût

Itinéraire:

1.Ajouter tous les ingrédients moins le lait de coco à un stockpot à feu moyen et porter à ébullition. Réduire à mijoter et cuire pendant 30 minutes.

2.Ajouter le lait de coco et remuer.

Nutrition: Calories: 146 Glucides: 7g Fibres: 2g Glucides nets:

5g Graisse: 11g Protéines: 6g

# Chili Cheese Taco Dip

Temps de préparation: 10 minutes

Temps de cuisson: 45 minutes

Portions: 16

ingrédients:

- Bœuf haché de 1 livre
- Fromage mexicain doux de 1 livre, râpé
- peut tomate salsa
- paquet mélange d'épices mexicaines
- peut sauce tomate
- Sel et poivre au goût
- 1 tasse d'eau

Itinéraire:

1. Chauffer un pot à fond épais à feu moyen et faire sauter le bœuf haché jusqu'à ce qu'il soit doré, environ 10 minutes. Assaisonnez de poivre et de sel.

2.Ajoutez la salsa de tomates, le mélange d'épices mexicaines et la sauce tomate. Porter à ébullition, abaisser le feu à mijoter et laisser mijoter pendant 25 minutes.

3.Incorporer la moitié du fromage et bien mélanger. Continuer à mijoter jusqu'à ce qu'il soit bien combiné, environ 10 minutes de plus.

4.Saupoudrer le fromage restant sur le dessus et servir.

Nutrition: Calories: 160 Graisse: 11.3g Glucides: 1.6g Protéines: 12.4g

# dessert

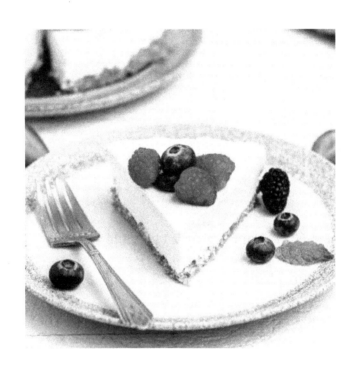

# Biscuits au cheesecake à la citrouille

Temps de préparation: 10 minutes

Temps de cuisson: 20 minutes

Portions: 12

ingrédients:

• Pour le cookie de citrouille

• 6 c. beurre, ramolli

• 2 tasses de farine d'amande

• 1/3 tasse de purée de citrouille à paquet solide

• 1 gros œuf

• 3/4 tasse d'édulcorant érythritol granulé

• 1/2 c. c. levure chimique

• 1 c. cannelle moulue

• 1/4 c. c. muscade moulue

• 1/8 c. c. broyé allspice

• Pincement de sel

• Pour la garniture cheesecake

• 4 oz de fromage à la crème

•1/2 c. à thé de vanille

•1 gros œuf

•2 c. édulcorant érythritol granulé

Itinéraire:

1.Préchauffez votre four à 350 degrés F.

2.Ajoutez tous les ingrédients de la pâte à biscuits à un bol approprié et formez une pâte lisse.

3.Ajouter la pâte à une feuille à biscuits doublée de papier ciré cuillère par cuillère.

4.Aplatir les cuillères de pâte avec une cuillère et faire une bosse au centre de chaque biscuit.

5.Fouetter le fromage à la crème avec de la vanille, des œufs et de l'édulcorant dans un mélangeur.

6.Divisez ce mélange au centre de chaque cookie.

7.Faites-les cuire pendant 20 minutes jusqu'à ce qu'ils soient dorés.

8.Laissez-les refroidir pendant 10 minutes.

9.Profitez-en.

Nutrition: Calories 175 Graisse totale 16 G Glucides totaux 2.8

G Sucre 1.8 G Fibre 0.4 G Protéine 9 G

# Biscuits sablés de noix de pécan

Temps de préparation: 5 minutes

Temps de cuisson: 15 minutes

Portions: 6

ingrédients:

• 3/4 tasse de farine d'amande

• 1/4 tasse de farine de noix de coco

• 1 gros œuf

• 4 c. à soupe de beurre fondu

• 1/2 tasse d'érythritol

• 1 c. à thé d'extrait de vanille

• 1/2 c. à thé de levure chimique

• 1/4 c. à thé de gomme xanthane

• 1/3 tasse de noix de pécan crues, broyées

Itinéraire:

1. Ajoutez tous les ingrédients secs à un bol puis mélangez

bien avec une fourchette.

2.Fouetter le beurre fondu et l'extrait de vanille dans un bol séparé puis incorporer la moitié du mélange sec.

3.Ajouter l'œuf et bien mélanger jusqu'à ce qu'il soit combiné. Maintenant, remuez le mélange sec restant.

4.Mélangez bien cela jusqu'à ce qu'il soit entièrement incorporé.

5.Ajoutez des noix de pécan à la pâte à biscuits et mélangez bien.

6.Placez la pâte sur du papier ciré et formez-la dans une bûche rectangulaire avec vos mains.

7.Couvrez-le avec plus de papier ciré et congelez pendant 30 minutes.

8.Pendant ce temps, préchauffez votre four pendant 5 minutes à 350 degrés F.

9.Superposez une feuille de biscuits avec du papier ciré et mettez-la de côté.

10.Tranchez la pâte en tranches de 1/4 de pouce d'épaisseur.

11.Placez les tranches sur la feuille à biscuits et faites-les cuire pendant 15 minutes.

12.Laissez-les refroidir puis servir.

Nutrition: Calories 121 Graisse totale 12,9 g Glucides 2,1 g Sucre 1,8 g Fibre 0,4 g Protéines 5,4 g

# Cinnamon Roll Muffins

Temps de préparation: 5 minutes

Temps de cuisson: 15 minutes

Portions: 6

ingrédients:

• 1/2 tasse de farine d'amande

• 2 cuillères en poudre de protéines de vanille

• 1 c. à thé de levure chimique

• 1 c. cannelle

• 1/2 tasse de beurre d'amande

• 1/2 tasse de purée de citrouille

• 1/2 tasse d'huile de coco

• Pour la glaçure

• 1/4 tasse de beurre de coco

• 1/4 tasse de lait de choix

• 1 c. édulcorant granulé

• 2 c. jus de citron

Itinéraire:

1.Laissez votre four préchauffer à 350 degrés F. Couchez un plateau de muffins de 12 tasses avec des doublures de muffins.

2.Ajoutez tous les ingrédients secs à un bol de mélange approprié, puis fouettez tous les ingrédients humides.

3.Mélanger jusqu'à ce que bien combiné puis diviser la pâte dans les tasses de muffins.

4.Faites-les cuire pendant 15 minutes puis laissez les muffins refroidir sur un support métallique.

5.Préparez le glaçage à la cannelle dans un petit bol puis arrosez ce glaçage sur les muffins.

6.Profitez-en.

Nutrition: Calories 252 Graisse totale 17,3 g Glucides totaux 3,2 g Sucre 0,3 g Fibre 1,4 g Protéines 5,2 g

# Muffins aux Bleuets

Temps de préparation: 10 minutes

Temps de cuisson: 25 minutes

Portions: 8

ingrédients:

•3/4 tasse de farine de noix de coco

•6 œufs

•1/2 tasse d'huile de coco, fondue

•1/3 tasse de lait de coco non sucré

•1/2 tasse de bleuets frais

•1/3 tasse d'édulcorant granulé

•1 c. à thé d'extrait de vanille

•1 c. à thé de levure chimique

Itinéraire:

1.Préchauffez votre four à 356 degrés F.

2.Mélanger la farine de noix de coco avec tous les autres

ingrédients à l'exception des bleuets dans un bol de mélange

jusqu'à consistance lisse.

3.Incorporer les bleuets et mélanger doucement.

4.Divisez cette pâte dans un plateau de muffins graissé
uniformément.

5.Cuire les muffins pendant 25 minutes jusqu'à ce qu'ils soient
dorés.

6.Profitez-en.

Nutrition: Calories 195 Graisse totale 14,3 g Glucides totaux
4,5 g Sucre 0,5 g Fibre 0,3 g Protéines 3,2 g

# Cookies d'empreinte numérique Keto

Temps de préparation: 10 minutes

Temps de cuisson: 8 minutes

Portions: 8

ingrédients:

• 1 gros œuf, battu

• 1/2 tasse de beurre salé, ramollie

• 2 tasses superfine de farine d'amande blanchie

• Pincement de sel casher

• 1/2 c. c. levure chimique

• 2/3 tasse d'édulcorant érythritol en poudre

• 1 c. à thé d'extrait de vanille

• 1/3 tasse de noix finement hachées

• 5 c. conserves de fraises sans sucre

Itinéraire:

1.Préchauffez votre four à 375 degrés F.

2.Battez l'œuf avec de la farine d'amande, de la vanille, du beurre, du sel, de l'érythritol, de la levure chimique et de la vanille dans un bol moyen.

3.Fabriquez des boules de 1,5 pouce à partir de ce mélange et aplatir légèrement.

4.Top ces biscuits avec les noix puis placez-les sur une plaque à pâtisserie doublée de papier ciré.

5.Cuire-les au four pendant 8 minutes puis faire de petites rainures au centre de chaque biscuit.

6.Ajoutez une cuillère à café de confiture au centre de chaque biscuit, puis faites-les cuire pendant 10 minutes.

7.Laissez-les refroidir complètement.

8.Servir.

Nutrition: Calories 190 Graisse totale 17,5 g Glucides totaux 2,5 g Sucre 2,8 g Fibre 3,8 g Protéines 3 g

# Biscuits aux pépites de chocolat Keto

Temps de préparation: 10 minutes

Temps de cuisson: 16 minutes

Portions: 8

ingrédients:

•1 tasse de beurre de graines de tournesol

•2 œufs

•1/4 tasse de farine de noix de coco

•1 c. à thé d'extrait de vanille

•1 tasse d'édulcorant érythritol granulé

•1/4 tasse de noix de coco râpée non mélangée

•1 c. farine de konjac

•1/4 c. sel casher

•2 oz de lindt grossièrement haché 90% chocolat noir

Itinéraire:

1.Préchauffez votre four à 350 degrés F.